AF452822

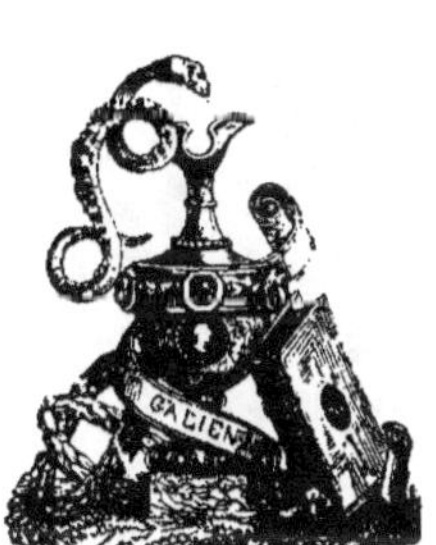

GALIEN

MÉDECINE OFFICIELLE

DES HÉRÉSIES QUI ATTAQUENT SON AUTORITÉ ET SON EXISTENCE.

PREMIÈRE LETTRE. — L'HOMŒOPATHIE.

MONSIEUR LE PRÉSIDENT (1),

S'il est incontestable que toute doctrine au sein de laquelle naît une grande hérésie, est une doctrine qui a besoin de réformes, il est évident que la médecine, ébranlée comme elle l'est tous les jours dans la confiance du public et de ses propres adeptes, par toutes les innovations ridicules ou sérieuses qui lui disputent l'existence et ne vont pas moins qu'à la mettre en question, se doit à elle-même un consciencieux examen de toutes les vérités et de toutes les erreurs qui tendent à se substituer à elle, et revendiquent une place dans l'art de soulager les souffrances de l'humanité, et de les guérir quelquefois. Pourquoi ne se prête-t-elle point toujours de bonne grâce à cet examen ? C'est, hélas ! qu'elle a pour interprètes et pour ministres des hommes moins désireux de dépouiller leurs illusions et de découvrir la vérité, que de

(1) Le Président de la Société de Médecine de Besançon.

vivre de ces illusions mêmes, et de profiter des fragments de vérité acquise comme d'un domaine exclusif et privilégié.

C'est là l'histoire des docteurs de toutes les doctrines, même les plus respectables. La paresse d'esprit inhérente à notre nature qui a besoin de jouir, et qui, après de juvéniles efforts pour acquérir la science qui la fuit, se décourage et s'accommode du peu qu'elle a pu atteindre pour en tirer parti, et s'endormir dans le repos en se demandant : « Qu'est-ce que la vérité ? » ce doute, cette négation du progrès a , de tout temps, caractérisé les hommes qui par la science sont arrivés à la jouissance, et qui dès lors ne peuvent plus supporter la pensée de voir la science changer de face, élargir son sein, et s'ouvrir à des vérités dont l'acquisition nécessite un nouveau labeur.

Dans l'ordre intellectuel comme dans l'ordre politique, nous voyons sans cesse renaître le règne des *satisfaits,* qui s'opposent au mouvement dont ils ont profité, mais qui ne pourrait plus que troubler leur repos; et nous voyons aussi les révolutionnaires s'emparer des vérités auxquelles on ferme la porte, se faire de ces vérités une machine de guerre pour produire un bouleversement en criant : « Vive la réforme ! » se créer au milieu de ce bouleversement une position qui leur permet de se déclarer à leur tour *satisfaits,* et d'abandonner les intérêts de cette vérité qui a si bien servi les leurs.

C'est là un double vice inhérent à l'esprit humain et qui tend à reproduire sans cesse les révolutions.

Mais les révolutions, dans la république scientifique comme dans toute république, ne sont que la lutte des intérêts égoïstes ; elles retardent le progrès, en éclairant sur la valeur morale de ceux qui les font : comme les orages, elles ne suppriment les insectes parasites qu'en renversant les arbres et en brisant leurs rameaux ; elles ne sont point l'évolution calme, paisible et lumineuse de la vérité, dont elles boulever-

sent le domaine bien plus qu'elles ne l'étendent, car la possession du vrai exige une méditation paisible, une intuition
persévérante : aucune évolution naturelle et légitime ne se
fait au sein d'une fiévreuse agitation.

Il n'est donc pas étonnant que l'enseignement et l'exercice de la médecine, compromis à la fois par les satisfaits de
l'école et par les affamés de la pratique, n'offrent aujourd'hui
en France que la plus triste anarchie et la plus déplorable
confusion. Je ne me propose point d'en rechercher ici les
causes, qui se résument toutes dans l'absence d'une autorité qui se respecte et qui mérite d'être respectée ; car s'il
existait une autorité de cette nature, la science n'aurait point
à défendre son existence et sa dignité, contre des novateurs
qui lui présentent des faits et des vérités contre lesquels
elle se brise en refusant de les examiner et de les admettre,
et derrière lesquels se cachent de dangereux révolutionnaires,
d'effrontés charlatans. Toute doctrine qui tombe dans l'indif-
férence pratique relativement à la vérité qu'elle doit toujours
admettre, et à l'erreur qu'elle doit toujours démasquer, pro-
clame son impuissance, s'abandonne elle-même, et accepte
sa ruine. C'est ce qui arrive aujourd'hui parmi nous à la
philosophie officielle et à la médecine, qui a toujours suivi
les mêmes destinées.

Il y a cependant un patrimoine de vérités médicales,
comme il y en a un de vérités philosophiques ; mais ce patrimoine, dispersé par l'incurie de ceux qui se trouvent pré-
posés à sa conservation et à son accroissement, n'offre plus
que des débris ; il ne peut plus être réuni dans la possession
légitime des jeunes générations qui ont droit à sa jouissance.
Les satisfaits vivent d'une partie de ces débris, les réforma-
teurs se sont emparés des autres, et ce patrimoine, ainsi dé-
membré par l'hérésie qui n'est qu'un morcellement de la vérité dans un intérêt particulier, n'offre plus qu'un aspect
confus et désolant.

Je viens donc aujourd'hui, monsieur le Président, propo-
ser à la Société de Médecine l'examen d'une de ces hérésies
modernes, au fond de laquelle il y a une vérité peut-être,
une vérité qui nous serait funeste, si nous nous obstinions
systématiquement à la repousser, et à la livrer ainsi à l'ex-
ploitation des révolutionnaires qui s'en servent déjà, et depuis
longtemps , pour battre monnaie aux dépens d'un public
crédule et amateur de nouveautés. Placé par conviction
entre les opinions extrêmes, docteur moi-même, et entendant
parler tous les jours de méthodes de traitement qui se flat-
tent d'échapper à la science des docteurs, et qui prétendent
guérir bien mieux que la Faculté, je me suis souvent de-
mandé si la science pouvait se constituer au milieu du combat
des intérêts sordides, et si le caractère de la vérité n'était
point l'unité plutôt que l'antagonisme. Je me suis donc attaché à chercher la vérité dans les analogies entre les doctrines bien plus que dans leurs différences, et ne pouvant voir
la science véritable, la science à la fois traditionnelle et pro-
gressive, se constituer par la réunion de tous les fragments
de vérité que se disputent les sectes, les écoles et les intérêts
particuliers, j'en forme du moins le vœu, et je le forme souvent. Mais, hélas! que peut le travail particulier, que peuvent
les plus ardents désirs, au milieu de ce chaos d'éléments
scientifiques, de cette parole souvent fausse et mensongère
répandue avec profusion par la presse, et au sein de laquelle
les rayons de lumière, loin de se rattacher à un centre, se
trouvent dispersés et éteints ? Je laisse à d'autres le soin de
se déclarer satisfaits de notre pauvre science , dont l'exploita-
tion et la concurrence se disputent les lambeaux pour rivali-
ser dans la confiance lucrative d'un public incompétent : je
vois à regret les côtés honteux d'une profession qui n'a plus
de maitres, et si je les signale avec sincérité, c'est par le désir
de voir cicatriser une plaie dont tout médecin doit souffrir.
Nous tous, tant que nous sommes , ne devrions-nous pas,

lorsque nous approchons le lit d'un malade, y apporter la somme des connaissances dont la science dispose pour guérir ou soulager les souffrances humaines? Eh bien! dans l'état actuel de l'enseignement médical, c'est là une condition impossible, et mille fois au-dessus des forces de la puissance individuelle, parce que le monde scientifique est encombré de fausse monnaie, faute d'une autorité chargée d'en frapper de véritable, de légitime. Cette autorité, elle existe, mais elle n'est point respectée, et n'offre point aux intelligences de garantie absolue, parce qu'elle est divisée, parce qu'elle s'épuise et s'éteint dans la contradiction, au lieu de constituer un aréopage scientifique, dépositaire d'un corps de doctrine qu'il accroîtrait sans cesse, par l'adjonction de tout ce qui porte un caractère de vérité.

Au milieu de cette anarchie, engendrée par la liberté d'examen, qui n'est, hélas! que l'impossibilité de rien examiner, s'accomplit un travail de division de plus en plus profonde entre les esprits, travail qui ne laissera pas pierre sur pierre dans l'édifice médical, au grand détriment de ceux qui l'habitent, et de ceux qui viennent y chercher du secours.

Il est bien permis sans doute, monsieur le Président, de déplorer un tel état de choses, et d'appeler de ses vœux le moment où une intelligence élevée saura créer l'ordre au milieu de tous ces matériaux accumulés, les arracher à leur confusion, et appeler tous les hommes de bonne volonté à confédérer leurs efforts pour réunir toutes les branches de la science, et les montrer dans leurs rapports; car de cette vue seulement peut naître l'harmonie dans l'enseignement, et la satisfaction de bien des intelligences qui végètent aujourd'hui dans l'impuissance du doute.

En attendant, qu'il nous soit permis à nous, modestes travailleurs de bonne foi, qui nous sommes réunis dans un but d'examen et de recherche du vrai, de vérifier sans préjugés tous les éléments de la science, tout ce qui a des prétentions à une existence légitime dans l'ensemble de vérités sur lesquelles s'appuie l'art de guérir ; car il ne nous est point permis de rien mépriser, dût notre travail nous conduire à la perte successive de bien des illusions. Le progrès dans la science, comme dans la vie elle-même, ne se mesure-t-il pas autant par le nombre des illusions perdues que par celui des vérités acquises ?

Parmi ces doctrines nouvelles qui s'annoncent avec la pré-tention de réformer la science, il en est une qui m'a toujours étonné par la forme paradoxale du principe sur lequel elle se fonde, et que j'ai rencontrée un jour face à face, dans la pratique de mon art, chez un malade que je soignais.

Cette doctrine, aux dépens de laquelle je me suis long-temps égayé, comme bien d'autres, et que je ne croyais pas même digne d'être étudiée, tant elle me semblait porter le caractère des nouveautés suspectes, équivoques et bizarres qui nous viennent de l'Allemagne ; cette doctrine étrange en appelle à l'observation et à l'expérience, dont le jugement lui est dénié depuis longtemps par la médecine officielle.

Mais, malgré cela, et peut-être à cause de cela même, cette doctrine fait des progrès dans le monde, qui s'étonne de voir une méthode de traitement rejetée systématiquement des médecins. Ceux-ci, sans l'examiner, ne veulent voir en elle que le plus effronté charlatanisme et la plus creuse des déceptions, tandis que chaque jour elle invoque en sa faveur des faits qui, s'ils existent, ne sont point à dédaigner d'une science incapable encore de répondre à tous les besoins que font naître nos souffrances. Il ne suffit pas, en un mot, de dire aux gens du monde qui s'en préoccupent, qu'une méthode de traitement *n'est rien*, qu'elle n'offre que des agents illusoires et des idées qui la relèguent au sein d'un mysticisme inintelligible, pour satisfaire leur esprit sur l'explication de faits qu'ils croient avoir vus, et sur lesquels le médecin est appelé à se prononcer. C'est là ce que j'ai con-

staté plusieurs fois, et c'est ce qui m'a déterminé à une recherche sérieuse de ce qu'une semblable doctrine pouvait
contenir de vérité, car, en portant ses investigations en dehors de l'école, on est étonné de rencontrer partout, et jusque
dans Raspail et autres libres penseurs, d'importants fragments de cette vérité médicale qui n'est point asservie aux
diplômes ni aux formes officielles de l'Université.

J'ai été encouragé, dans cet examen que je poursuis encore, par l'exemple de quelques-uns de mes confrères,
hommes instruits et consciencieux, qui tous m'affirmaient
avoir obtenu des résultats satisfaisants de l'administration
des médicaments à doses infinitésimales, et d'après les indications posées par cette méthode qui s'appuie de la loi des analogies dans la recherche des spécifiques. C'est cette méthode
que l'on a nommée *homœopathie*, quand on en était encore
aux jeux de mots et aux puériles et minutieuses observances
de l'école de Hanemann.

Mu par la curiosité, et aussi par le désir d'en finir avec
une illusion, déterminé par l'exemple d'hommes sérieux
dont l'un est à la tête d'un service d'hôpital à Paris, dont
l'autre occupe une position toute semblable à Genève, et qui
tous deux sont étrangers, par leurs antécédents et leurs goûts
bien connus de moi, aux préoccupations industrielles de notre
profession, j'ai donc tout d'abord proposé mes objections
pour m'instruire, et je me suis aperçu qu'on se faisait
une guerre de mots. Les allopathes, en effet, savent-ils beaucoup mieux ce qu'ils font, en traitant par leurs prétendus
contraires, que les homœopathes ne le savent eux-mêmes en
traitant par ce qu'ils appellent les semblables? Ceux-ci seulement prétendent avoir une règle qui dirige leur thérapeutique, tandis que les premiers procèdent souvent avec beaucoup d'arbitraire : ils prétendent que des faits nombreux et
bien observés autorisent à penser *que les substances médicamenteuses divisées à l'infini, et données à très petites doses, ont la*

faculté de guérir, chez l'homme malade, les phénomènes morbides qu'elles ont la puissance de provoquer, à plus grandes doses, chez l'homme sain.

Je ne vois là tout d'abord que l'énoncé d'une loi qui, si elle se justifiait par l'expérience, pourrait nous servir de guide dans la recherche des spécifiques. Il n'est point absurde, en effet, de penser que la nature, ce ministre de Dieu, qui a produit les substances propres à soulager nos souffrances, a inscrit au front de ces substances un signe caractéristique propre à nous les faire reconnaître, et que ce signe n'est autre que la propriété de développer à fortes doses chez l'homme sain, les symptômes qu'elles sont appelées à guérir, mais à doses atténuées, chez l'homme malade. C'est là une loi bien simple, et que l'on a compromise mal à propos dans la logomachie anti-philosophique et très paradoxale du *similia similibus*, qui a inspiré tant de facéties niaises.

Cherchons donc si cette loi existe ; cherchons-le, sans nous préoccuper d'aucun antagonisme de doctrines ou d'écoles, bien persuadés que la vérité laisse partout des traces, et qu'en recherchant ces traces, on parvient à concilier ce que la vanité et l'intérêt tendent sans cesse à diviser. Eh bien ! une analogie frappante se rencontre tout d'abord entre les témoignages des deux écoles, sur quelques substances que toutes deux reconnaissent comme spécifiques. Cet accord confirme la loi en question, ou du moins autorise à en rechercher la vérité dans les applications expérimentales.

Le soufre et l'arsenic ne provoquent-ils pas, chez l'homme sain, divers symptômes de maladies cutanées qu'ils sont appelés à guérir ?

Le mercure ne produit-il point plusieurs apparences de la syphilis, lorsqu'il est administré à trop haute dose ou trop longtemps ?

Le quinquina, qui guérit beaucoup de fièvres intermittentes, ne peut-il pas donner lieu à des affections ou au moins à des symptômes périodiques chez l'homme en santé ?

La belladone guérit certaines manies et en produit une passagère. La noix vomique donne des accès de tétanos et guérit certains spasmes.

Rivière traitait efficacement par l'opium les fièvres intermittentes ataxiques soporeuses. J.-P. Frank indiquait, d'après les faits de sa pratique, les purgatifs drastiques contre les diarrhées rebelles, et dès 1820 le docteur Sainte-Marie, de Lyon, se demandait (nouveau Formulaire médical et pharmaceutique, Préface) s'il n'y avait point là *quelque grande loi thérapeutique* capable de rallier un très grand nombre de faits épars dans les annales de la science, et privés d'une lumière propre à les éclairer en leur donnant leur vraie signification.

Voilà donc les deux écoles d'accord sur quelques points. Or, si nous prenons pour règle philosophique de chercher la vérité dans les analogies bien plus que dans les différences, dans les harmonies bien plus que dans les antagonismes, nous voyons que les deux doctrines médicales diffèrent surtout dans la recherche des spécifiques, recherche abandonnée de l'une qui n'y croit pas, et poursuivie par l'autre avec une foi, une confiance, une persévérance, que lui donne un principe capable de lui servir de guide. Il ne s'agit que de vérifier ce principe et de voir si les faits autorisent à l'admettre.

Je vous abandonne, au reste, la pathologie de Hanemann, qui ne m'inspire pas une grande confiance, et je repousse, jusqu'à plus ample examen, l'échafaudage doctrinal bâti par lui : je repousse ses prétentions et ses subtilités ; ses prétentions, qui lui font dire et croire qu'il apporte une science nouvelle, capable de se substituer à la médecine ancienne en la supprimant ; ses subtilités, qui relégueraient l'art médical dans une sphère de mysticisme chimérique et inaccessible.

Mais, tout en restant invinciblement attaché aux doctrines

médicales traditionnelles progressives, qui sont et doivent être les seules vraies, il est bien permis de chercher partout une extension, un complément, une application nouvelle de ces doctrines.

Je ne cherche donc dans Hanemann ni une théorie ni un système. Je ne me préoccupe que de deux choses : 1° de savoir si son principe peut être considéré comme une loi en thérapeutique, pour la découverte des spécificités *relatives et positives;*

2° De savoir si les doses infinitésimales de médicaments atténués ou dynamisés (comme vous voudrez), peuvent ou ne peuvent pas modifier le dynamisme vital (1).

J'ai parlé de *spécificité*, mais ce n'est pas dans le sens que l'École attache à ce mot, *spécificité absolue* contre chaque espèce particulière de maladie, dans tous les cas possibles; celle-là est chimérique, comme les cadres nosographiques dans lesquels nous prétendons étreindre la nature. Elle compromet les meilleurs agents par l'abus qu'elle en fait dans les cas auxquels ils ne sont pas applicables; puis elle les abandonne après les avoir prônés, et l'oubli succède à l'engouement qu'ils avaient déterminé, jusqu'à ce que le cercle de la mode les ramène sur le théâtre mobile d'une science dont le progrès se confond avec les caprices. Il n'est question ici que de spécificité *positive*, en raison du symptôme ou de l'association de symptômes prédominants, et de spécificité *relative*, en raison du tempérament, de l'âge, du sexe, de la cause connue, etc. C'est à cela que se réduit le principe homœopathique, d'après un médecin (le docteur Laville de la Plaigne) qui depuis vingt-quatre ans applique en France la méthode de Hanemann dans la pratique, et dit s'en trouver

(1) Les homœopathes prétendent qu'en divisant indéfiniment les substances médicamenteuses, on multiplie leur puissance : il faut bien l'admettre, si l'on parvient à constater que les médicaments ainsi divisés conservent une action manifeste sur l'organisme.

bien, ainsi que les malades qui lui donnent leur confiance, et dont j'ai eu l'occasion d'interroger un grand nombre.

Au lieu de chercher dans chaque médicament le spéci-fique d'une espèce particulière de maladie dans tous les cas possibles, cette méthode n'y voit que des moyens d'un trai-tement différent de chaque malade en particulier, selon l'association et la succession des phénomènes morbides qu'il présente : elle cherche à établir entre les souffrances du malade et les agents destinés à les guérir un rapport qui ne soit point arbitraire, incertain, conjectural, comme celui que balbutie, depuis des siècles, la médecine de l'école; elle arrive ainsi à déterminer l'opportunité thérapeutique, à la saisir, et à en profiter pour administrer, chacun en son temps, les agents les plus propres à remédier à chaque symptôme alarmant.

Quant aux doses infinitésimales, qui aux yeux du vul-gaire des médecins sont toute l'homœopathie, elles sont pour moi d'une importance secondaire. C'est d'ailleurs une question dont il est si facile de faire justice au moyen des faits et de l'expérience, que l'on ne comprend pas l'irritation, le dédain, la malveillance qu'elle inspire à la médecine offi-cielle.

L'inefficacité des doses infinitésimales étant constatée, et elle est loin de l'être, puisque nous voyons aujourd'hui grand nombre de médecins, à la face de l'Europe, en appe-ler à une expérience publique et authentique qui ne leur est guère refusée qu'en France, il resterait encore à apprécier la valeur du principe homœopathique par l'administration des médicaments sous une autre forme et à des doses appré-ciables.

Cela dit, il n'y a plus qu'une manière de procéder, c'est l'expérience, non point cette expérience coupable qui com-promet les jours d'un malade dans les cas pressants et graves, où le médecin peut faire autant de mal en n'agissant point du tout qu'en agissant à contre-sens, mais celle qui est encore un bienfait dans ces maladies chroniques, dans ces souffrances nombreuses devant lesquelles l'art confesse son impuissance, en demeurant dans l'inaction, ou en se livrant à un empirisme dangereux.

J'ai donc cherché des faits , et des faits se sont produits entre mes mains, à mon grand étonnement et à mon grand regret, car ils m'obligent à remettre sur le métier tout ce que j'ai appris.

Je ne puis vous parler de soixante cas divers dans lesquels l'efficacité de ces moyens m'a paru manifeste, non toujours avec les conditions requises pour que chacun de ces cas pût autoriser une conclusion, mais avec un degré de probabilité suffisant pour que, se prêtant un mutuel appui, ils pussent établir un commencement de preuve, et déterminer des recherches ultérieures. J'ai vu des gastralgies anciennes et rebelles disparaître après l'administration de quelques gouttes de teinture d'arnica, de teinture anthelmintique, ou de quelques doses infinitésimales de quina, de noix vomique. J'ai vu des névralgies, et surtout des rhumatismes chroniques, fort difficiles à attaquer par la médecine ordinaire, qui les guérit quelquefois et plus souvent les abandonne, céder à quelques doses d'aconit, de bryone, de mézéréon, de soufre, de rhus, toxicodendron , etc., selon les indications fournies par les symptômes, les causes présumées ou connues, les circonstances. Je n'ignore pas qu'après chacun de ces faits, significatifs quand ils sont réitérés et nombreux, vous pouvez me dire qu'il est incertain si c'est le médicament ou les seuls efforts de la nature qui ont ramené l'état normal ; mais en voici d'autres plus tranchés, dans lesquels on ne peut attribuer la guérison ni à la cessation de tout traitement, ni à l'expectation, ni aux seuls efforts de la nature.

M. C., rue Neuve n° 9, et à cette époque rue de la Préfecture, hôtel de Valay, perclus depuis six mois par un lom-

bago compliqué de sciatique, avec une suffusion rhumatis-
male séreuse d'un volume énorme dans la région sacro-
coxale, traité pendant tout ce temps et sans succès par les
moyens usités, a recouvré le mouvement et la santé, et s'est
vu débarrassé de toute douleur par des transitions successives et graduées, sous l'influence des médicaments spécifiques (psoricum, soufre, belladone, bryone, noix vomique,
coloquinte, mézéréon), donnés en teintures-mères, à la dose
d'une et deux gouttes par jour dans de l'eau. J'avais com-
mencé par faire fermer plusieurs cautères et vésicatoires que
j'avais trouvé existants, et par faire cesser tout autre traitement.

Une circonstance bien remarquable, c'est que M. C., qui
avait vu diminuer graduellement ses douleurs, et qui s'é-
tait redressé à mesure qu'il prenait le dernier médicament,
éprouva une rechute six semaines plus tard, pendant les
vicissitudes atmosphériques du mois d'avril. Je lui rendis,
sans le lui dire, la même série de médicaments, et quand
nous fûmes arrivés au dernier, qu'il prenait depuis trois
jours, sans que je l'en eusse informé, il me dit qu'il recon-
naissait parfaitement, à ses effets, celui qui la première fois
lui avait le mieux enlevé ses douleurs, que chaque jour il
se sentait soulagé, et que ce médicament produisait chez
lui, comme la première fois, des évacuations alvines qui
n'avaient pu être produites antérieurement par des pilules
purgatives fort énergiques. M. C. ne cessa point, depuis ce
moment, de marcher vers une guérison complète, et qui s'est
parfaitement maintenue.

La femme V..., rue du Clos n° 11, après un séjour en
Afrique avec son mari qui est infirmier militaire, et revenue
depuis un an, était affectée d'une fièvre intermittente quoti-
dienne, qui depuis trois ans, lorsque je la vis, ne lui avait
pas laissé, selon sa propre expression, *un jour de bon*. Elle
avait pris du sulfate de quinine à haute dose et longtemps :

il avait fini par aggraver ses souffrances, et par lui procurer une céphalalgie permanente, une demi-surdité et une demi-cécité. Son accès n'en revenait pas moins chaque jour à deux heures et demie du soir, et durait jusqu'à quatre heures du matin, en parcourant tous ses stades. Il y avait chez cette malade une cachexie prononcée, une grande faiblesse, de l'engorgement du foie et de la rate, des troubles digestifs. Au milieu de ces circonstances, cette femme, jeune encore, devient enceinte et cesse de prendre du sulfate de quinine : elle en prenait depuis deux ans à des époques rapprochées. Elle accouche après une grossesse très laborieuse de neuf mois. Je suis appelé, je m'informe des antécédents, et quand elle est relevée de couches, je songe à la traiter. La fièvre ne l'avait pas abandonnée *un seul jour depuis trois ans*. Je lui donne six doses infinitésimales de médicaments, dans la pensée de recourir plus tard aux teintures-mères, si ces doses étaient restées sans effet. A la quatrième dose, la fièvre disparaît, et n'a plus offert depuis trois mois que de légers retentissements, qui ont cédé à la répétition des mêmes moyens. (*Nux vom. et ars.* alternativement.) Les forces sont revenues avec la bonne mine, et les organes abdominaux rentrent dans leur état normal.

Un chasseur d'Afrique affecté de la même maladie, le nommé D., de la première compagnie du quatrième bataillon, avait, depuis son dernier séjour en Algérie, la fièvre tous les jours depuis quatre mois. Il avait pris beaucoup de sulfate de quinine, et n'en voulait plus prendre, parce qu'il ne le guérissait pas, et lui faisait, disait-il, beaucoup de mal. Le même traitement obtint le même résultat à la seconde dose. Cette guérison se maintient depuis trois mois.

Mais comment oser diriger sérieusement de tels moyens contre une maladie aiguë, une pneumonie? Je connais des médecins intelligents et sincères qui le font, et ne s'en trouvent pas plus mal. L'un d'eux, attaché à l'administration des hôpitaux de Paris, M. Tessier , vient de publier un volume intitulé : *Recherches cliniques sur le traitement de la pneumonie et du choléra par la méthode de Hanemann.*

Cet ouvrage démontre, dans une série d'observations recueillies dans un service d'hôpital, que sur trente-cinq pneumonies traitées avec des doses infinitésimales de médicaments appropriés selon les symptômes, trente-quatre ont pu guérir promptement, et d'une manière aussi satisfaisante au moins que par les procédés ordinaires, moins commodes et souvent moins inoffensifs. C'est là certes une proportion qui n'a rien à envier à la médecine officielle.

Une autre série d'observations de choléra montre aussi que, dans une vingtaine de cas traités par cette méthode, les guérisons se trouvent dans une proportion plus considérable que dans toutes les autres méthodes.

Je n'aurais pas osé, il y a six mois, employer un traitement homœopathique pur contre une maladie aiguë. Depuis, je l'ai osé, et j'ai réussi... — Deux fois, chez des phthisiques atteints de pneumonie, j'ai vu disparaître les accidents les plus aigus, fièvre, toux, point pleurétique, bruit de souffle, expectoration caractéristique, devant le seul emploi des agents homœopathiques. Ensuite, il est vrai, j'ai achevé la cure par de larges vésicatoires répétés. Instruit par l'expérience qui m'avait montré qu'en pareil cas un traitement énergique hâtait la mort du malade, je n'avais osé employer ni la saignée, ni le tartre stibié.

Dernièrement, j'ai eu affaire à une métro-péritonite puerpérale très intense, mais à son début, chez une femme jeune et forte (madame G..., rue des Chambrettes n° 10). Je l'ai vu guérir rapidement et parfaitement, sous l'influence des seuls agents homœopathiques (aconit, bryone, noix vom., coloc.) donnés à doses infinitésimales, et en suivant les indications successives des symptômes dominants.

Ce ne sont pas là, j'en conviens, des preuves décisives :

mais ce sont tout au moins des commencements de preuves, qui doivent porter à des expériences plus larges, afin de savoir s'il ne serait pas à propos de faire prendre rang à cette méthode thérapeutique dans l'échelle de nos moyens et de nos méthodes, après les pratiques de la chirurgie, après celles de la médecine générale rationnelle ou des indications, car il ne serait certes pas à dédaigner de savoir à quoi nous en tenir sur une bonne classification des puissances médicamenteuses, sur la détermination de leurs propriétés, l'art de les administrer et les vraies limites de la posologie [1].

Si donc, d'une part, il n'est plus permis à un esprit droit et indépendant de se refuser à l'examen d'un principe capable de répandre la lumière sur ces divers points obscurs encore et incertains, il n'est pas possible, de l'autre, d'admettre avec la même facilité toutes les conséquences que l'on a voulu tirer de ce principe, pour compléter un système absolu et indépendant de la médecine traditionnelle.

[1] La posologie est l'art de doser les médicaments. On comprend à peine que la médecine en soit encore à chercher des limites inébranlables entre les doses qui suffisent pour assommer et celles qui suffisent pour guérir. Pour elle, l'homœopathie est une absurdité, surtout à cause de l'exiguité, de l'excessive division des doses qu'elle emploie : mais on ne se demande pas si le mode de préparation des médicaments n'est point ici un moyen de multiplier leur énergie. Rien au reste, comme le dit l'auteur du livre cité plus haut (M. Tessier), et qu'il est meilleur de lire que de citer, rien ne peut triompher de l'étrangeté et de l'invraisemblance qui frappent tout d'abord l'esprit, en ce qui concerne l'action des doses homœopathiques, si ce n'est l'expérience personnelle, confirmée par des faits nombreux et précis. Ces faits se font jour de toute part, même au sein de la médecine officielle : pour n'en citer qu'un des plus significatifs, n'est-il pas fort curieux de voir un médecin attaché à notre colonie d'Afrique (M. Espanet, *Journal des connaissances médico-chirurgicales*, numéro du 1er juillet dernier), déclarer que la trituration et la dilution développent et multiplient la vertu du sulfate de quinine et de l'arsenic, au point d'économiser de 90 pour cent la première de ces substances, si dispendieuse et si souvent falsifiée? Ainsi, il est parvenu à guérir très bien une fièvre intermittente qui présente les indications du sulfate de quinine, avec cinq centigrammes de ce sel, triturés convenablement dans un gramme de sucre

Les faits qui abondent dans notre science ne peuvent être soumis à l'empire despotique d'une seule idée : il faut recueillir tous leurs témoignages, et tenir compte de tous les rayons de lumière qui s'en échappent, pour les réunir en un foyer capable de nous éclairer. La découverte d'un principe nouveau et d'une série de faits qui en révèlent l'existence, ne peut donc porter aucune atteinte à la science médicale ; mais il faut aussi que la science médicale l'admette, et qu'au lieu de se montrer exclusive, elle donne l'hospitalité dans son sein à tout ce qui est vrai, à tout ce qui a une existence légitime. Que deviendrait à ce point de vue la lutte des opinions, qui offre un si triste spectacle, et qui déconsidère à la fois et notre science et l'exercice de notre art ? Que deviendrait l'antagonisme ridicule entre les allopathes et les homœopathes, mots barbares qu'il eût fallu bannir du langage, afin que le public ne pût voir, dans le corps médical, que des médecins tous également préoccupés de tout ce qui intéresse l'art de guérir.

Pour moi, Monsieur le Président, je ne comprendrais pas plus que l'on repoussât sans examen le principe de Hanemann, que je ne comprendrais que l'on fît de ce principe et de ses conséquences forcées, toute la médecine, dont les pratiques sages et prudentes ont rendu depuis des siècles d'immenses services à l'humanité, même quand elles restaient impuissantes devant un grand nombre de ses maux.

de lait, et mis en dissolution dans trois verres d'eau pour trois jours. Quant à l'arsenic, c'est à la dose de un milligramme qu'il l'emploie, avec un plein succès, dans les cas où il est indiqué, car ce médecin tient compte des indications, et à la manière dont il les pose, on voit qu'il n'en a pas puisé les éléments dans la routine de l'école.

Il est évident que les médicaments employés à des doses susceptibles de modifier l'économie d'une manière heureuse, sans risquer de la troubler par des secousses après lesquelles l'équilibre se rétablit souvent si difficilement, offrent bien des avantages, sans présenter désormais les inconvénients attachés aux grandes perturbations produites par les procédés ordinaires.

Je vois avec satisfaction et avec douleur qu'il y a du vrai partout. Je le vois avec douleur, parce que la possession totale du vrai est hors de proportion avec le travail individuel, et incompatible avec les réalités de la vie. Je le vois avec satisfaction, parce qu'il est consolant de voir la vérité échapper à la propriété égoïste des individus et des écoles, comme elle plane en politique au-dessus et en dehors de tous les partis. Tout mon vœu serait donc de voir une autorité respectable la définir et la signaler aux intelligences qui la recherchent, et, sans l'imposer à aucune, la placer au-dessus des contradictions qui l'obscurcissent, en la confiant en dépôt à un corps enseignant préposé à la garde et à l'accroissement de ce trésor, et constitué de telle sorte qu'il fût donné à tous de voir en lui les caractères d'une véritable *université*, et non point ceux d'une école, d'une secte, ou de quelque chose de plus étroit encore.